AF454561

SUR

UN MONSTRE DOUBLE AUTOSITAIRE

DE LA FAMILLE DES MONOSOMIENS

(ISIDORE GEOFFROY-SAINT-HILAIRE);

Par le Docteur PAUL BERT,

Préparateur au Collége de France, membre de la Société de biologie, etc.

NOTE

SUR UN CAS DE GREFFE ANIMALE

Par le même.

ALTÉRATIONS ANATOMIQUES

DE LA MOELLE, DES NERFS ET DES MUSCLES

DANS UN CAS DE

PARALYSIE INFANTILE

CHEZ UNE FEMME MORTE DE CANCER DU SEIN;

Par V. CORNIL,

Interne des hôpitaux, membre de la Société de biologie, etc.

Avec une planche lithographiée.

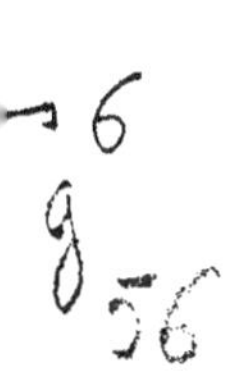

EXTRAIT

des Comptes rendus des séances et Mémoires de la Société de Biologie,
année 1863.

Paris. — Imprimé par E. Thunot et Cⁱᵉ, 26, rue Racine.

UN MONSTRE DOUBLE AUTOSITAIRE

DE LA FAMILLE DES MONOSOMIENS

(ISIDORE GEOFFROY-SAINT-HILAIRE).

(Voy. fig. 1 et 2.)

On montre en ce moment à Paris un animal monstrueux vivant, extrêmement remarquable, et dont la description mérite d'être donnée en détail.

C'est une génisse de 15 mois environ, bien portante, et de développement moyen. Le corps, parfaitement conformé, porte une tête normale dans sa partie postérieure, mais dont la face présente des anomalies nombreuses que je vais d'abord décrire, en dehors de toute idée d'interprétation.

Les régions postérieures, ai-je dit, crâne, yeux, oreilles, cornes, sont normales : mais au devant des cornes le crâne se prolonge à peu près horizontalement, puis se termine par une arête brusque, une saillie transversale surplombante, de laquelle partent deux cornes divergentes, presque horizontalement dirigées. Ces cornes se rejoignent à leur base sur la ligne médiane, et sont plus développées que les cornes postérieures.

Au-dessous de l'éminence sur laquelle elles sont implantées se voit une masse charnue, cylindrique, longue de 7 ou 8 centimètres, revêtue de poils, et en tous points semblable à la trompe des monstres *rhinocéphales*. Cette excroissance libre partout, sinon par sa base, repose dans une cavité située au milieu de la face, à la hauteur environ des deux yeux normaux. Sur les talus latéraux qui déterminent cette excavation, on aperçoit, en face l'un de l'autre, l'apparence de deux yeux fermés ; ce sont bien des paupières soudées et armées de longs cils, mais le doigt cherche en vain sous elles les globes oculaires.

Le plancher de cet enfoncement s'avance de quelques centimètres, et au-dessous de son bord antérieur apparaît une surface trilobée, tapissée d'une muqueuse semblable à celle qui revêt le mufle des ruminants. C'est le mufle en effet, mais élargi, obliquement dirigé de haut en bas et d'arrière en avant, et qui, au lieu de terminer la face, est en retard sur la mâchoire supérieure qui prolonge son inclinaison. Dans ce mufle énorme, hideux, s'ouvrent trois orifices : l'un, médian, situé sous la trompe, est un véritable gouffre formé évidemment par la réunion de deux cavités nasales; les deux autres, latéraux, sont des narines à peu près normales. C'est par ceux-ci que passe la presque totalité de l'air inspiré et expiré par l'animal; il en entre, il en sort un peu par l'orifice médian, mais si peu qu'aucun courant appréciable n'en est le résultat.

La mâchoire supérieure est camarde, dépassée considérablement par l'inférieure. Elle ne présente du reste aucune anomalie importante; quant à l'inférieure, on voit sur la ligne médiane, immédiatement en arrière de la symphyse du menton, une ouverture ovalaire qui donne dans une cavité tapissée d'une muqueuse analogue à la muqueuse buccale, laquelle se termine en un canal sous-cutané de la longueur du doigt.

Toutes les parties de cette face complexe sont ainsi disposées, que la base des cornes antérieures les domine verticalement presque toutes, ce qui donne au profil de la tête l'apparence d'un carré.

Les figures 1 et 2 représentent, avec son aspect étrange et sauvage, cette tête, dont la face montre successivement : en haut, les deux cornes antérieures, dirigées sur le côté et en avant; au-dessous l'excavation du fond de laquelle part la trompe, avec les vestiges oculaires situés assez près de la base de cette trompe; plus bas encore, le vaste trèfle muqueux, et ses trois orifices béants, dont les deux latéraux sont incessamment lubréfiés par la langue de l'animal; enfin, la mâchoire inférieure, avançant comme chez les chiens carlins, et montrant ses dents incisives presque à nu.

Il y a donc, en somme, de surajouté à la tête : deux cornes reposant sur une base osseuse dont la composition anatomique est inconnue, deux yeux avortés dans une cavité orbitaire unique, une trompe représentant évidemment un nez, et deux fosses nasales réunies en une seule sur la ligne médiane. J'en finirai avec la description en disant que toutes ces parties ne sont pas exactement disposées d'une manière symétrique par rapport au plan médian de l'animal, mais qu'elles sont un peu déjetées à gauche ; en sorte que le faux œil du côté gauche est ordinairement caché par la trompe, et que celui du côté droit est profondément enfoncé dans leur cavité commune.

Les parties plus profondes, inaccessibles à la vue et au toucher, sont-elles le siége de quelque anomalie? Il est incontestable d'abord que la grande excavation nasale communique avec la bouche; mais cette communication se fait très-probablement par l'intermédiaire des orifices ordinaires; au moins la voix de l'animal est pure, et ne dénote en rien quelque ouverture anomale de la voûte palatine. A la base de la langue, on sent comme un tubercule que le gardien du monstre prétend être une seconde langue avortée; mais je suis loin de me porter garant de cette allégation.

Tel est cet animal étrange; il me reste à interpréter les faits que je viens de décrire, et à chercher la place qui revient à ce monstre dans la classification tératologique.

La première idée qui se présente à l'esprit est celle-ci, que ces cornes, ce nez et ces yeux avortés, ces fosses nasales confondues en une seule, constituent un être parasitaire accolé sur la face du sujet autosite, et réduit lui-même à une face incomplète et une portion de crâne. Mais un examen plus approfondi ne me semble pas permettre qu'on s'arrête à cette interprétation. Et si je la repousse, ce n'est pas seulement parce qu'elle n'est en rapport avec aucun ordre des faits tératologiques connus, car je crois que la tératologie nous tient bien des surprises en réserve; ce n'est pas seulement parce que notre monstre ne trouverait nulle part sa place dans les cadres de la classification actuelle, car ces cadres sont de toutes parts débordés; c'est parce que j'ai assisté à la démonstration, pour ainsi dire, de l'explication que je vais proposer, et qui du reste s'harmonise bien mieux avec tout ce que nous savons en tératologie.

A mes yeux ce monstre est un monstre double de la classe des monstres autositaires, de la famille des Monosomiens, c'est-à-dire qu'il me paraît formé de la réunion de deux individus égaux, entièrement confondus en un seul jusqu'à la face, où se manifeste seulement la dualité composante. Dans cette interprétation, la corne postérieure et la corne antérieure du côté gauche seraient les cornes de l'individu de gauche, celles de droite les cornes de l'individu de droite; l'œil normal de gauche et le vestige oculaire de gauche appartiendraient à l'individu de gauche, ceux de droite à l'individu de droite; et de même pour les fosses nasales, la moitié du grand orifice médian appartenant à chacun des individus. Il n'y aurait donc pas eu seulement un accolement des deux têtes, mais comme une sorte d'aplatissement qui aurait porté en avant les parties situées du côté de la ligne médiane. Il va sans dire que j'emploie cette forme de langage d'une façon purement descriptive, car, en théorie, je crois profondément à la monstruosité primitive, en dehors de toutes circonstances postérieures à la fécondation.

Que l'on se reporte aux trois genres établis par Is.-Geoff.-Saint-Hilaire dans la famille des Monosomiens; on verra successivement l'Atlodyme présenter sur son corps unique deux têtes séparées, mais contiguës; ces deux têtes se réunissent en arrière chez l'Iniodyme; et enfin, chez l'Opodyme, une tête unique ou en apparence unique est terminée par deux faces distinctes, à partir de la région oculaire. Mais chez les Opodymes les plus fusionnés dont je connaisse la description, les deux mâchoires inférieures existaient, accolées il est vrai sur la ligne médiane, et aussi les deux mâchoires supérieures, plus distinctes encore l'une de l'autre. Au reste, les régions supérieures de la face présentaient des dispositions fort analogues à celles que j'ai décrites plus haut, fort analogues à celles que présentent si fréquemment les monstres cyclocéphaliens.

Il faut donc, pour se rendre un compte exact du mode de constitution de notre monstre, faire un pas de plus, et confondre les deux bouches d'un opodyme en une bouche commune, en faisant disparaître les branches internes des deux mâchoires, et en réunissant leurs branches externes, réunion anomale dont la petite fente de la lèvre inférieure semble montrer l'imperfection.

La fusion des deux êtres est donc complète pour le corps, complète pour les parties postérieures et inférieures du crâne et de la face, incomplète pour les régions oculo-fronto-nasales. Mais ceci n'est que l'expression des apparences extérieures, et l'analyse anatomique fera sans doute découvrir des traces de duplicité dans la composition de la base du crâne et dans celle de l'encéphale.

J'ai dit que j'avais assisté, en quelque sorte, à la démonstration de l'interprétation que je viens de proposer. En effet, M. Gerbe a bien voulu me montrer une série de monstres doubles appartenant à la classe des poissons, et éclos dans l'aquarium du collége de France, série qui représente toutes les transitions entre ces deux types extrèmes: individus composants absolument distincts, si ce n'est par l'extrémité de la queue, qui leur est commune; individus composants presque entièrement confondus, et ne témoignant de leur existence virtuellement distincte que par quelques anomalies de la face. Dans cette série, j'ai vu certains monstres qui réalisaient exactement, sauf les différences dues aux types zoologiques, les conditions anatomiques du monstre dont je m'occupe ici. J'en ai vu même de bien plus intimement confondus, puisque le seul indice de leur duplicité était un élargissement du museau, et la présence d'un troisième œil sur la ligne médiane, œil double dans certains cas, simple dans d'autres, rudimentaire parfois, ou enfin, dans un cas, réduit à une simple tache pigmentaire!

Nous arrivons donc, de gradation en gradation, par passages insensibles, à un individu unique et dont rien ne peut faire soupçonner la dualité, qui se compose cependant de deux individus confondus en un seul ; on sent assez quel abîme psychologique s'ouvre devant nous, et ce n'est pas ici le lieu d'insister. Mais combien de problèmes curieux pourraient être résolus, si ces poissons, si même la vache dont je viens de donner l'histoire, pouvaient nous faire part de leurs sensations, de leurs réflexions, de leurs déterminations volontaires, et peut-être de leurs luttes intérieures ! Constatons seulement que l'observation de leurs faits et gestes ne nous fournit aucune particularité importante, et que cet individu en deux personnes semble se comporter comme un être normal.

Cette note a été présentée à la Société de biologie dans sa séance du 8 août ; la semaine suivante, les *Comptes rendus de l'Académie des sciences* m'ont appris que notre collègue M. Goubaux avait adressé, le 3 août, à cette Compagnie un mémoire touchant ce même monstre que je viens de décrire. La description donnée par le savant professeur d'Alfort, bien que singulièrement écourtée par les *Comptes rendus*, concorde parfaitement avec celle que l'on vient de lire ; il n'en pouvait être autrement.

Mais l'interprétation admise par M. Goubaux diffère considérablement de la mienne, si j'en crois du moins le même recueil, dans lequel on lit seulement que ce monstre se rapporte au genre Epignathe de la famille des Polygnathiens (Is. Geoff. Saint-Hilaire). L'autorité bien connue de notre collègue et sa grande expérience de la tératologie ont dû me faire longuement réfléchir sur la détermination que j'avais proposée. Cependant, après nouvelles délibération, je crois devoir persister dans mon opinion première, en m'appuyant particulièrement sur les observations faites chez les poissons. En tout cas, je ne saurais voir dans la monstruosité en question un exemple de polygnathisme, quand je lis dans Is.-Geoff.-Saint-Hilaire cette phrase, que « le monstre double polygnathien représente dans son ensemble un être unitaire avec *développement surnuméraire de mâchoires* » (*Térat.* t. III, p. 24), d'où vient son nom même, et cette autre : que le caractère du genre Epignathe est de porter « une tête accessoire, très-incomplète et très-mal conformée dans toutes ses parties, attachée au palais de la tête principale » (*Ibid.*, p. 251.) Rien de tout cela ne me paraît applicable au cas actuel ; mais on conçoit qu'il est impossible d'établir une discussion régulière en présence des quelques lignes sans commentaires ni arguments, publiées par les *Comptes rendus*.

NOTE

SUR UN CAS DE GREFFE ANIMALE.

Mes expériences sur la greffe animale m'ont conduit à tenter la création de monstres parasitaires, soit extérieurs, soit inclus. Ceux-ci s'obtiennent très-aisément par le procédé que j'indiquerai tout à l'heure; la pièce anatomique que j'ai l'honneur de mettre sous les yeux de la Société se rapporte à un fait de cette catégorie.

Le 2 août 1862, l'opération qui fait le sujet de la présente observation est exécutée sur deux rats albinos âgés de 10 jours. Chez l'un, les doigts du pied gauche sont amputés et le pied écorché jusqu'au milieu de la jambe; chez l'autre, une incision est pratiquée à la peau du flanc droit. Le pied du premier est alors introduit sous la peau du second, et quelques points de suture maintiennent en affrontement le collet cutané de la jambe avec les lèvres de l'incision abdominale. Des précautions sont prises pour éviter les tiraillements.

Le 4 août, l'animal dont la patte est incluse est mort, l'autre se porte bien; je coupe alors cette patte au niveau de la suture commune; aucun accident ne survient (1), et en quelques jours la plaie est complétement cicatrisée.

Les choses restèrent en cet état pendant deux mois environ; au bout de ce temps, je m'aperçus qu'une tumeur arrondie et obscurément fluctuante se développait en avant du pied inclus que l'on sentait facilement sous la peau de l'abdomen à laquelle il adhérait. Cette tumeur

---

(1) Je dois noter ici que dans une autre opération où l'animal à la patte incluse avait survécu huit jours, lorsque je fis l'amputation dont je viens de parler, il s'écoula par l'os de la jambe greffée une telle quantité de sang en nappe, que je dus, en considération de la faiblesse de l'autre rat, employer le perchlorure de fer.

augmenta lentement, et lorsque le 20 janvier je me décidai à sacrifier l'animal qui la portait, elle était environ de la grosseur d'une petite noix.

L'autopsie montre que le pied adhère intimement par la face dorsale à la peau de l'abdomen; sa face plantaire est marquée par des brides cellulaires sillonnées de vaisseaux. Les dimensions sont manifestement accrues, car il mesure du calcanéum aux premières phalanges 21 millimètres au lieu de 16 millimètres que donne en moyenne le pied d'un rat âgé de 15 jours; le désir de montrer cette pièce intacte à la Société ne m'a pas permis de rechercher où en est le développement de son squelette; mais il est probable que l'ossification est complète, car la matière osseuse s'est même déposée dans une sorte de pont jeté sur l'excavation plantaire au niveau de la naissance des doigts. Cette excavation est considérablement augmentée par suite de l'atrophie des muscles qui la remplissaient. Les vaisseaux du pied communiquent largement avec ceux de l'animal incubateur, si j'ose ainsi parler; il n'est même pas besoin d'injection pour le démontrer.

La tumeur dont j'ai parlé plus haut est due à un kyste développé à l'extrémité du pied, dont le moignon des doigts est engagé dans sa paroi. Ce kyste se glisse sous le pont ostéo-fibreux indiqué ci-dessus, et présente ainsi une forme bilobée, le lobe postérieur remplissant l'excavation plantaire. Il est rempli d'une matière athéromateuse, fort semblable à celles que contiennent les kystes sébacés.

M. Vulpian a bien voulu se charger de l'étude microscopique de cette pièce. Il a constaté la dégénérescence graisseuse des fibres musculaires, dont aucune ne présente plus de stries transversales. Les nerfs ne contiennent que quelques rares tubes primitifs de dimensions fort réduites, car les plus gros ne mesurent que $0^{mm},006$ au lieu de $0^{m},01$ et plus que donne l'examen des nerfs de l'autre animal; on y voit aussi des granulations d'apparence graisseuse. Ils présentent donc les caractères des nerfs en voie de régénération.

Quant au kyste, la matière qui le remplissait était composée uniquemént de cellules épidermiques munies encore pour la plupart de leurs noyaux.

Je me permettrai d'attirer spécialement l'attention sur deux circonstances de cette observation : la régénération des nerfs et l'accroissement des dimensions du membre inclus sous l'influence d'une communication vasculaire. Ces faits, que je m'efforce de varier et de multiplier, me semblent destinés à jeter quelque jour, sinon sur la formation, au moins sur le développement de certains monstres parasitaires.

ALTÉRATIONS ANATOMIQUES

DE LA MOELLE, DES NERFS ET DES MUSCLES

DANS UN CAS DE

PARALYSIE INFANTILE

CHEZ UNE FEMME MORTE DE CANCER DU SEIN.

(Voy. fig. 4 et 5.)

Laurent, âgée de 49 ans, allumeuse de cierges à Saint-Thomas d'Aquin, entre à la Salpêtrière dans le service de M. Charcot, le 16 mars 1863.

Elle fut placée en nourrice à la campagne au moment de l'invasion des alliés dans le midi, en 1815. Sa nourrice fut obligée de se réfugier un certain temps au milieu des bois, où, toute enfant, elle eut à souffrir de l'humidité et du froid. De retour chez ses parents, elle fut prise à l'âge de deux ans de paralysie des membres inférieurs. Cette paralysie s'étendit progressivement et fut très-longue à s'amender. La petite malade ne put marcher qu'à l'âge de 8 ans. Depuis cette époque, la marche était possible, bien que pénible, et dans les mouvements, les muscles de la cuisse et du bassin étaient seuls actifs. Les muscles de la jambe et du pied étaient atrophiés et paralysés, surtout du côté gauche, et ne supportaient pas toujours bien le poids du corps, surtout si la malade s'appuyait sur le bord interne ou externe. Dans ce cas, son pied tournait et elle-même tombait ; ce qui lui arrivait souvent. Dans une de ces chutes faites il y a environ dix ans, elle se fractura le tibia. Le chirurgien qui la soigna à Lariboisière s'étonnait qu'elle ait pu marcher avec une paralysie musculaire aussi marquée. Dans la convalescence de cette affection chirurgicale, elle fit une nouvelle chute suivie de fracture du même os.

Son père est mort d'une hernie à l'âge de 66 ans ; sa mère est morte à 56 ans ; sa sœur est bien portante.

Le 28 août 1862, la malade fut opérée d'un cancer du sein droit par M. Maisonneuve. Six mois après l'opération, elle éprouva des douleurs dans la cicatrice et dans le sein gauche; depuis le commencement du mois de mars, son bras droit devint œdémateux. A partir de cette époque, elle eut à plusieurs reprises des frissons et des douleurs suivant le trajet des six ou sept premiers nerfs intercostaux du côté droit.

C'est pour ces accidents que la malade vint dans la salle Sainte-Rosalie (infirmerie des Incurables), où elle fut couchée au n° 24.

État actuel, 25 juin 1863. A la place du sein droit existe une cicatrice horizontale de 5 centimètres de longueur, ulcérée en un point, indurée et mamelonnée dans le reste de son étendue. Le bras droit est énorme, œdémateux et dur. La pression est douloureuse sur le côté droit de la colonne vertébrale, en arrière, et c'est là que la malade reporte ses douleurs. On applique en cette région un vésicatoire qui ne calme que momentanément la souffrance.

23 août. Depuis trois jours, la malade éprouve des accès fébriles caractérisés de la façon suivante : vers midi, elle est prise de frissons qui durent une heure environ, qui sont suivis de chaleur et accompagnés de gêne dans la respiration. La face de la malade devient très-rouge. Cet état dure toute la journée et la nuit jusqu'à deux heures du matin, moment où commence la sueur qui est peu abondante. Vers trois heures du matin, la rémission s'établit. On prescrit 0,50 de sulfate de quinine.

27 août. L'administration du sulfate de quinine n'a pas empêché le retour des accès, qui sont seulement reculés et ne débutent plus que vers quatre heures du soir. Ils sont toujours caractérisés par le frisson, la chaleur et la moiteur. La nuit précédente, elle a vomi trois ou quatre fois des matières muqueuses. L'auscultation ne fait rien entendre à droite ni à gauche.

1er septembre. La malade n'a plus de frissons, mais elle s'affaiblit de plus en plus, et, au milieu de la nuit, elle éprouve toujours des accès d'oppression, avec chaleur à la peau suivie de sueur.

15 septembre. Hier, vers une heure de l'après-midi, la malade ressentit un violent point de côté à gauche, sous l'aisselle et sous le mamelon. A onze heures du soir, accès d'étouffement, frisson, chaleur et fièvre pendant toute la nuit. Le matin du 15 septembre, le point de côté persiste, la respiration est fréquente, la peau couverte de sueur. La percussion et l'auscultation ne révèlent rien de positif, mais seulement de l'obscurité du murmure vésiculaire des deux côtés. Le pouls est fréquent, caché, sans irrégularité. Les jours suivants, le point de côté diminue; on entend en dehors du sein gauche un bruit de frottement sec pendant l'expiration; la malade éprouve des accès de suffocation avec toux quinteuse qui durent un quart d'heure environ et reviennent plusieurs fois par jour.

Sur toute la peau du thorax, du côté droit, sur le devant de la poi-

trine et dans l'aisselle du côté gauche se développe une *éruption de
petits tubercules durs, à peine saillants, sans changement de coloration des téguments*. Ces petites nodosités sont parfois *plus sensibles au
toucher qu'à la vue*, et l'on apprécie bien par le toucher qu'ils siégent
dans l'épaisseur du derme.

Les extrémités inférieures sont atrophiées, les pieds sont presque
complétement paralysés et leur position est indifférente. Le pied gauche est dévié en dedans. Le pied et la jambe gauches sont œdématiés.
La sensibilité tactile paraît obtuse sur ce membre. Les autres modes de
sensibilité sont conservés intacts.

Jusqu'à sa mort, les accès de dyspnée persistent : la percussion et
l'auscultation ne donnent que des renseignements peu positifs, cependant, la sonorité du côté droit était moindre que celle du côté gauche ;
le murmure vésiculaire s'entendait peu à droite et l'on y percevait des
râles sous-crépitants.

Mort le 10 octobre.

Autopsie faite le 11 octobre. La couche de tissu cellulo-graisseux
sous-cutané est assez épaisse partout, surtout sur le ventre où elle mesure 1 centimètre environ.

En ouvrant le sujet, on voit que les muscles pectoraux unis à la peau
d'une part et aux côtes de l'autre par un tissu dur et lardacé, sont en-
vahis par des granulations du volume d'une tête d'épingle à celui d'un
petit pois, granulations qui sont de nature cancéreuse, et donnent un
liquide à la pression. Des granulations analogues se remarquent dans le
sein gauche.

La *plèvre* contient à gauche un liquide séro-sanguinolent peu abondant,
et à droite elle est tout à fait adhérente. La plèvre costale gauche présente
à sa surface des granulations cancéreuses. En décollant la plèvre, on
voit que *deux des nerfs intercostaux* sont en contact avec des granulations cancéreuses de la grosseur d'un petit pois. L'une de ces granulations appartient à la plèvre, l'autre est adhérente à la côte. Au niveau
de cette dernière qui entoure le nerf, celui-ci présente lui-même un
petit *névrome cancéreux*. En l'examinant au microscope, on reconnaît
les éléments propres au cancer (noyaux et cellules) *et les tubes nerveux
eux-mêmes sont infiltrés de granulations graisseuses.*

La surface du *poumon droit* est couverte de grosses granulations.
Sur une coupe de ce poumon, les tractus fibreux interlobulaires, le
pourtour des bronches et des vaisseaux, se montrent comme le siége
principal des granulations cancéreuses.

Le poumon gauche est altéré de la même façon, mais à un moindre
degré.

La muqueuse de la partie inférieure du *larynx*, de la *trachée* et des *bronches* jusqu'à leurs plus petites branches, est le siége de *granulations de même nature, dures, blanches, opalines, parfois réunies en plaques saillantes*, et *donnant un suc laiteux très-ténu sur une coupe*.

La *rate* est grosse. Le *foie* et les *reins* présentent des granulations semblables à leur surface.

Les autres organes (péricarde, cœur, tube digestif, vessie, utérus) sont sains.

La dissection de l'*aisselle* montre une dégénération squirrheuse très-dure des ganglions lymphatiques et du tissu cellulaire, la même altération des parois veineuses avec oblitération complète, et des névromes cancéreux du nerf médian.

Les muscles de la jambe et quelques-uns de ceux de la cuisse gauche ont une coloration jaune semblable à celle d'une masse graisseuse. Néanmoins leur volume est conservé à peu près normal, ainsi que leur forme. On distingue même très-bien à l'œil nu les faisceaux longitudinaux. Les muscles de la jambe droite sont moins altérés.

En examinant au microscope ces faisceaux musculaires, la préparation est encombrée de gouttelettes huileuses visibles à l'œil nu; après avoir lavé la préparation à l'alcool, on voit les éléments du sarcolemme et des vaisseaux (artériels et veineux) parfaitement normaux. Par la dissection des éléments on obtient des tubes à deux contours, grêles, allongés, hyalins, mesurant 3 millièmes de millimètre en diamètre, qui se gonflent par l'acide acétique et sur lesquels se trouvent çà et là des noyaux allongés. Ce sont des tubes de sarcolemme vides. En général on n'aperçoit pas de striation; cependant, dans quelques-unes de ces fibres musculaires, larges de 0,003 à 0,005, on reconnaît une striation transversale. Les grosses gouttelettes huileuses étaient situées entre les tubes du sarcolemme. Dans un des muscles de la cuisse qui est moins altéré, on peut étudier tous les degrés de la dégénération graisseuse des fibres musculaires.

Les nerfs sciatiques sont petits, le gauche plus que le droit. Le sciatique poplité externe du côté gauche est très-atrophié. La couleur de ces nerfs est jaune; ils sont infiltrés de globules graisseux, et l'examen microscopique y montre, comme dans les muscles, une dégénération graisseuse de la substance médullaire des tubes nerveux aboutissant en dernière analyse à l'atrophie de ces tubes.

La moelle épinière est petite, surtout aux régions dorsale et lombaire. Après l'avoir fait durcir dans l'acide chromique, et pratiqué des coupes transversales à diverses hauteurs, les mensurations prises au micromètre avec un grossissement de 12 diamètres montrent que l'épaisseur des cordons antérieurs, mesurée du bord antérieur de la moelle à la commissure blanche, est moindre que la même épaisseur mesurée sur une moelle saine. La mensuration n'ayant pas été faite sur un assez grand nombre de coupes à diverses hauteurs, nous ne pouvons pas en donner une moyenne qui possède un degré suffisant de précision, mais nous pouvons dire que la masse des faisceaux antéro-latéraux de la moelle avait subi une atrophie très-appréciable. Ainsi dans la fig. 5, qui représente une coupe au niveau du commencement du renflement lombaire vue à 12 diamètres, les cordons postérieurs ont une surface beaucoup plus étendue relativement à celle des cordons antéro-latéraux, qu'elle ne le serait sur une moelle normale. Aussi voit-on sur cette figure que la circonférence des cordons antéro-latéraux, au lieu de continuer la courbe des cordons postérieurs, appartient à une circonférence d'un plus petit rayon. Sur le diamètre antéro-postérieur, l'épaisseur des cordons antérieurs est égale à 22 divisions du micromètre, l'épaisseur des cordons postérieurs est égale à 50 divisions, et si l'on compare ces dimensions avec celles d'une moelle saine, on trouve que le diamètre antéro-postérieur est d'un quart à un cinquième plus petit qu'il ne serait à l'état normal.

En examinant les coupes de la moelle a de plus forts grossissements, nous avons constaté qu'il existait *dans toute l'étendue de la moelle, depuis les premières paires cervicales jusqu'à sa terminaison, une altération anatomique caractérisée par la présence en quantité considérable de corpuscules amyloïdes.* Ces corpuscules étaient surtout abondants dans les cornes antérieures de substance grise, principalement au niveau des vaisseaux, et dans les cordons antérieurs. Néanmoins on en trouvait aussi dans les cordons postérieurs. La fig. 4, qui représente une corne antérieure, à un grossissement de 90 diamètres (*Ocul.* 2, obj. 5 de Harthach), donne une juste idée de la quantité énorme de ces corpuscules. On voit en N une cellule nerveuse qui est, du reste, la seule que montrait cette préparation ; mais sur des coupes plus épaisses nous avons vu que les cellules nerveuses étaient intactes et avaient conservé leurs rapports normaux.

Ainsi, en résumant les points principaux de cette observation, il en résulte qu'une paralysie infantile datant de l'âge de 2 ans, a donné comme lésions anatomiques à l'âge de 49 ans :

1° Une substitution graisseuse complète des muscles avec atrophie des fibres primitives ;

2° Une dégénération graisseuse des nerfs avec atrophie des tubes nerveux ;

3° Une atrophie des faisceaux antéro-postérieurs de la moelle avec production de corpuscules amyloïdes dans toute son étendue.

Ces lésions des organes moteurs sont d'autant moins prononcés qu'on remonte de la périphérie, c'est-à-dire des muscles au centre, ou à la moelle.

L'exemple que nous venons de donner d'une lésion médullaire dans la paralysie infantile est le premier fait de ce genre qui ait été publié; mais il n'est pas le seul qui ait été observé jusqu'à présent. Au commencement de l'année 1863, un enfant atteint de cette affection est mort dans le service de M. Roger à l'hôpital des Enfants-Malades. Mon excellent collègue M. Laborde, qui avait pris l'observation clinique du malade, m'a remis la moelle pour en faire l'examen, et j'ai trouvé dans les faisceaux antérieurs une plus grande quantité qu'à l'état normal de corpuscules de tissu conjonctif. (Cette observation doit figurer dans un travail complet que MM. Roger et Laborde préparent sur la paralysie infantile.)

Ce sont là les deux seules autopsies de cette paralysie où l'on ait trouvé des lésions dans la moelle; mais pour être peu nombreuses, elles n'en sont pas moins positives : resterait à déterminer si, dans ces cas, la lésion affecte primitivement les muscles, les nerfs ou la moelle. Nous n'avons aucune raison certaine tirée de l'anatomie pathologique pour résoudre cette question, l'analyse des symptômes observés pendant la vie conviendrait mieux pour la décider.

Aussi, bien que nous croyons que les organes périphériques, les muscles et les nerfs soient atteints les premiers, nous n'avons pas de preuves assez certaines pour entraîner la conviction.

M. Charcot nous a communiqué une observation très-curieuse qu'il a faite, prouvant que les membres paralysés dans la paralysie infantile n'obéissent pas comme les membres sains à la rigidité cadavérique. Voici cette observation :

Un enfant paralysé du pied et de la jambe droite depuis le mois d'août 1862 meurt du croup le 26 novembre 1863, à cinq heures du soir. A huit heures et demi du même soir, le membre inférieur gauche était dans la rigidité absolue; il pouvait être élevé tout d'une pièce et paraissait plus long que celui du côté opposé. Le membre droit, paralysé pendant la vie, était au contraire flasque dans toutes ses parties. A dix heures un quart, la hanche et le genou droit s'étaient un peu roidis dans l'extension. Le pied était resté tout à fait flasque. Le membre gauche avait conservé sa roideur.

Ainsi, dans ce cas, la partie paralysée reste soustraite à la rigidité cadavérique pendant que le membre sain est envahi par elle presque aussitôt après la mort.

FIN.

EXPLICATION DE LA PLANCHE.

Fig. 1. Tête vue de profil.
Fig. 2. Même tête vue de trois quarts.

GREFFE ANIMALE.

Fig. 3. *a*. Squelette de la patte avant la greffe (grandeur naturelle).
b. Squelette de la patte après la greffe.

PARALYSIE INFANTILE.

Les fig. 4 et 5 représentent deux coupes de la moelle épinière dans un cas de paralysie infantile ancienne.

La fig. 5 (grossissement de 12 diamètres) représente une coupe de la moelle à la partie inférieure de la région dorsale, dans laquelle les cordons antéro-latéraux sont visiblement atrophiés relativement aux cordons postérieurs.

La fig. 4 (grossissement de 90 diamètres) représente la coupe d'une corne antérieure gauche de la moelle. N, cellule nerveuse. M,M, corpuscules amyloïdes brillants très-nombreux, surtout sur le trajet des capillaires.

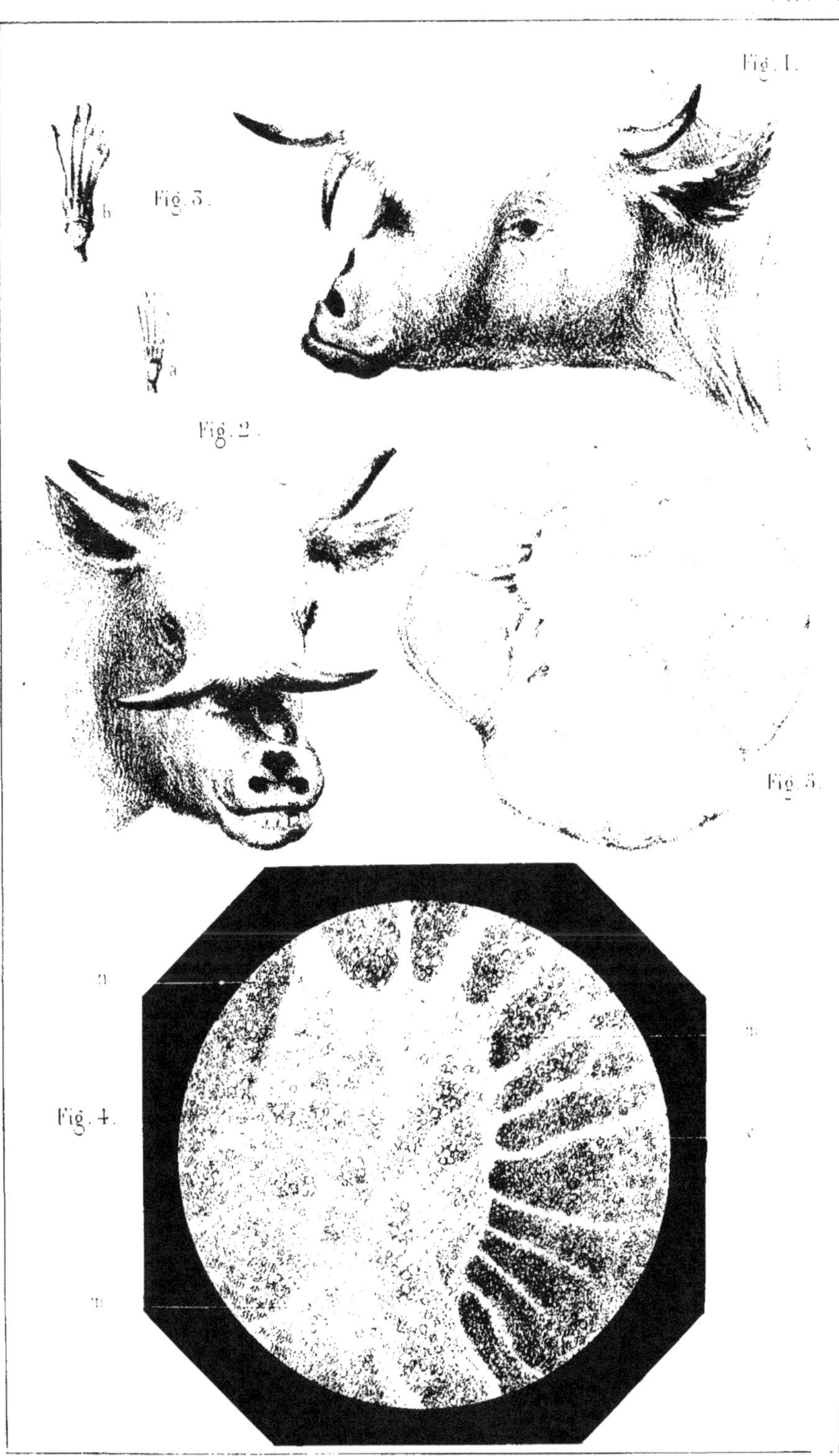

Fig. 1.
Fig. 2.
Fig. 3.
Fig. 4.
Fig. 5.
a
b

www.ingramcontent.com/pod-product-compliance
Lightning Source LLC
LaVergne TN
LVHW011506170726
843501LV00009B/3628